38 Recettes de Repas pour la Prévention de la perte de cheveux:

Commencez à vous nourrir d'aliments riches en Vitamines et minéraux pour éviter de perdre vos cheveux et aider à leur croissance.

Par

Joe Correa CSN

DROITS D'AUTEUR

Cette publication est conçue pour fournir des informations exactes et faisant autorité en ce qui concerne le sujet traité. Il est vendu dans la mesure où ni l'auteur ni l'éditeur ne sont engagés à donner des conseils médicaux. Si un conseil ou une assistance médicale est nécessaire, consultez un médecin. Ce livre est considéré comme un guide et ne doit pas être utilisé en aucune façon préjudiciable à votre santé. Consultez un médecin avant de commencer ce plan nutritionnel pour vous assurer qu'il est bon pour vous.

REMERCIEMENTS

Ce livre est dédié à mes amis et à ma famille, qui ont eu des maladies bénignes ou graves, afin que vous puissiez trouver une solution et faire des changements nécessaires dans votre vie.

38 Recettes de Repas pour la Prévention de la perte de cheveux:

Commencez à vous nourrir d'aliments riches en Vitamines et minéraux pour éviter de perdre vos cheveux et aider à leur croissance.

Par

Joe Correa CSN

CONTENU

À PROPOS DE L'AUTEUR

Après plusieurs années de recherches, je crois sincèrement au pouvoir et aux bénéfices de la nutrition sur le corps et l'esprit. Mes connaissances et mon expérience m'ont permis de vivre plus sainement au fil des ans, des connaissances que j'ai fait partager avec ma famille et mes amis. Plus vous en connaitrez sur le sujet, et plus vous voudrez changer votre vie et avoir une vie plus saine avec des nouvelles habitudes de vie.

La nutrition est une clé majeure dans notre santé et la longévité alors commencez aujourd'hui. Le premier pas sera le plus important et le plus significatif.

INTRODUCTION

38 Recettes de Repas pour la Prévention de la perte de cheveux : commencez à vous nourrir d'aliments riches en Vitamines et minéraux pour éviter de perdre vos cheveux et aider à leur croissance

Par Joe Correa CSN

Chaque année, la chute de cheveux affecte des millions d'hommes et de femmes. L'une des causes principales de cette perte de cheveux est la malnutrition. Les symptômes physiques de la perte de cheveux peuvent être traumatisants, mais l'impact psychologique est encore plus important. En augmentant la consommation de protéines et de fer, deux des nutriments les plus essentiels pour les cheveux, avec d'autres nutriments, la perte de cheveux peut diminuer.

En changeant simplement les plats et en consommant plus de Vitamines A, B, E ; plus de sélénium, de phosphore, de magnésium, de zinc et de niacine, vous pouvez avoir des cheveux en parfaite santé. Ce receuil de recettes offrira à vos cheveux toute la croissance et la brillance qu'ils méritent.

38 RECETTES DE REPAS POUR LA PREVENTION DE LA PERTE DE CHEVEUX : COMMENCEZ A VOUS NOURRIR D'ALIMENTS RICHES EN VITAMINES ET MINERAUX POUR EVITER DE PERDRE VOS CHEVEUX ET AIDER A LEUR CROISSANCE

1.   Fajitas de poulet au pico de gallo et au kiwi

Un petit changement dans cette recette classique. Ajouter du kiwi au traditionnelle pico de gallo ajoutera un punch de Vitamines C, ce qui est primordial pour la pousse des cheveux. La Vitamine C offre également brillance et santé aux cheveux.

Ingrédients :

- 1 càs d'huile d'olive
- 2 blancs de poulet, découpés
- 1 petit poivron jaune, découpé
- 1 petit poivron rouge, découpé

- 1 oignon de taille moyenne, une moitié coupée en cube et l'autre en lamelles
- 2 càc de jus de citron vert
- 2 càc de cumin moulu
- 1 càs de piment en poudre
- 1 càs de paprika
- 1 gousse d'ail écrasée
- 2 tomates découpées en cube
- 1 kiwi découpé en cube
- 1 petit jalapeno découpé
- 1 càc de zeste de citron vert
- 1 càs de coriandre découpée
- ½ càc de sel kasher
- 4 petites tortillas
- 4 càs de yaourt grec

Préparation :

Préchauffer de l'huile dans une poêle de taille moyenne. Ajouter le poulet et laisser cuire. Ajouter ensuite les poivrons, l'oignon émincé, la moitié du jus de citron vert, le cumin, le piment en poudre, le paprika et l'ail. Laisser cuire jusqu'à ce que les poivrons commencent à se ramollir.

Dans un petit bol, mélanger les autres ingrédients sauf les tortillas et le yaourt grec. Laisser reposer pendant 5 minutes. Mettre le mélange de poulet et de poivrons dans les tortillas, ajouter le mélange de kiwi et de tomate et terminer avec une cuillère à soupe de yaourt grec. Servir.

Total de calories: 729

Vitamines: Vitamine A 226µg, Vitamine B6 1,9mg, Vitamine B12 0,8µg, Vitamine C 216mg, Vitamine K 42 µg

Minéraux: Calcium 302mg, Magnésium 169mg, Phosphore 8224mg, Sélénium 82µg, Zinc 4mg, Thiamine 0.8mg, Niacine 33mg

Sucres: 14g

2.   Riz et poulet frit

Au lieu de commander à emporter, essayez de faire du poulet frit à la maison. Si vous ajoutez plus de légumes, il y aura alors plus de nutriments consommés. Riche en protéines, ce plat ainsi que tous les plats contenant des protéines sont importants pour la pousse des cheveux.

Ingrédients :

- 2 œufs
- 2 càs d'huile de sésame
- 1 càc de gingembre en poudre
- 2 gousses d'ail écrasées
- ¼ càc de piment
- 1 petit oignon, découpé en cube
- 4 escalopes de poulet, découpées en cubes
- ¼ tasse de carottes râpées
- ¼ tasse de petits pois
- 2 càs de sauce hoisin
- 4 tasses de riz brun cuit
- 2 oignons verts, découpées

- 2 càs de coriandre

Préparation :

Brouiller les œufs puis les laisser de côté.

Dans une grande poêle, préchauffer l'huile de sésame à feu moyen. Ajouter le gingembre, l'ail, le poivron rouge et l'oignon. Laisser cuire, puis ajouter le poulet, la carotte et les petits pois. Lorsque le poulet est cuit, ajouter la sauce Hoisin et le riz brun, puis laisser cuire à feu doux.

Enfin, ajouter les œufs brouillés cuits. Mettre dans les bols et couvrir d'oignons verts et de coriandre.

Total des calories: 681

Vitamines: Vitamine B6 0.6mg

Minéraux: Phosphore 305mg, Sélénium 47μg, Zinc 3mg, Niacine 8mg

Sucres: 2g

3. Pâtes « Brocollini » au parmesan

Si vous êtes fans des brocolis, vous adorerez le brocollini !
C'est un mélange du brocoli et du chou frisé, il est riche en
Vitamines C et K, ce qui est essentiel pour la pousse des
cheveux.

Ingrédients :

- 1 càs d'huile d'olive
- 2 tasses de brocollini découpé
- 2 gousses d'ail écrasées
- 250g de pâtes linguine, cuites
- 2 càc de pesto
- 1 demi-tasse de parmesan râpé

Préparation :

Dans une poêle, préchauffer de l'huile d'olive à feu
moyen. Ajouter les broccollini et l'ail. Cuire jusqu'à ce que
les broccollini ramollissent. Ajouter les linguines et laisser
cuire. Incorporer le pesto et 3/4 du parmesan. Servir dans
des assiettes et saupoudrer du parmesan restant.

Total des calories: 332

Vitamines: Vitamine C 40mg, Vitamine K 56 μg

Minéraux: Phosphore 266mg, Sélénium 45μg

Sucres: 2g

4.   Boulettes de viandes glacées à l'orange

Apportez un petit changement aux boulettes de viande classiques ! L'orange offrira à cette recette une touche de Vitamines C. Celle-ci permet d'avoir des cheveux et une peau en bonne santé.

Ingrédients :

- 1 càs d'huile d'olive
- 2 tasses de fleurons de brocoli
- 500g de viande hachée
- 2 gousses d'ail
- 2 càs de sauce Hoisin
- 2 càs de jus d'orange
- 2 càc de zeste d'orange
- 1 càs de vinaigre de cidre

Préparation :

Préchauffer le four à 190°C.

Placer sur un moule les fleurons de brocoli. Arroser d'huile d'olive. Mettre au four et cuire environ 15 minutes.

Ensuite, mélanger la viande hachée, l'ail et la moitié de la sauce hoisin. Former en boulettes de la taille d'une boule de golf. Dans une grande casserole à feu moyen, ajouter les boulettes de viande. Laisser cuire, en tournant pour dorer tous les côtés, pendant 5 à 7 minutes. Retirer de la poêle et mettre de côté.

Remettre à feu moyen-vif, ajouter le vinaigre, le jus d'orange, le zeste d'orange et le miel. Porter à ébullition, puis mettre à feu doux. Ajouter les fleurons de brocoli et les boulettes de viande dans la poêle. Réduire jusqu'à ce que la sauce devienne épaisse. Mélanger doucement pour que tout absorbe le glaçage. Servir avec du riz brun.

Total des calories: 477

Vitamines: Vitamine B6, 0.8mg, Vitamine B12 4.5 µg, Vitamine C 114mg, Vitamine K 95 µg

Minéraux: Phosphore 409mg, Sélénium 35 µg, Zinc 10mg, Riboflavine 0.4mg, Niacine 10mg

Sucres: 13g

5. Tacos au poisson grillé, à la mangue et à l'avocat

Un goût d'été à chaque bouchée ! Légers et rafraîchissants, ces tacos sont pleins de Vitamines B et C. Ils apporteront des cheveux forts et en bonnes santé.

Ingrédients :

- 1 càc de piment en poudre
- 2 càc de cumin en poudre
- 1 càs de paprika
- 1 càc d'ail en poudre
- 225g de flétan
- 1 càs d'huile d'olive
- ¼ tasse de chou rouge, découpé
- 1 petit oignon découpé
- 1 avocat découpé
- ¼ tasse de mange découpée
- 2 càs de coriandre fraîche, hachée
- 1 càs de jus de citron vert
- 4 petites tortillas

Préparation :

Dans un petit bol, mettre le piment, le cumin, le paprika et l'ail en poudre. Mettre un peu d'huile sur le flétan et recouvrir de mélange d'épices. Dans une poêle, faire cuire les flétans. Retirer ensuite de la poêle et couper en morceaux.

Mettre ces morceaux dans les tortillas et rajouter les ingrédients restants. Verser un peu de jus de citron vert. Servir.

Total des calories : 576
Vitamines: Vitamine B6 0.9mg, Vitamine B12 1.9 µg, Vitamine C 30mg, Vitamine E 7mg, Vitamine K 37 µg
Minéraux: Magnésium 151mg, Phosphore 586mg, Sélénium 73 µg Thiamine 0,7mg, Niacine 9mg
Sucres: 8g

6.   Crevettes à l'ail et pâtes aux légumes

Petites mais tellement bonnes pour la santé, les crevettes sont extrêmement riches en nutriments. Ajoutées à des pâtes et des légumes, elles deviennent un plat qui offre à votre corps tout ce dont il a besoin.

Ingrédients :

- 1 càs d'huile d'olive
- 350g de crevettes
- 3 gousses d'ail écrasées
- ¼ tasse d'oignon émincé
- 1 demi-tasse de poivrons rouges découpés
- 1 demi-tasse de courgettes découpées
- 1 demi-tasse de chou frisé découpé
- ¼ tasse de lait entier
- 250g de pâtes complètes penne, cuites
- 1 demi-tasse de parmesan râpé

Préparation :

Dans une grande casserole, préchauffer de l'huile à feu moyen. Ajouter les crevettes, l'ail, l'oignon, le poivron et la courgette. Laisser cuire jusqu'à ce que les crevettes deviennent roses. Ajouter le chou.

Verser le lait et les pâtes au mélange. Porter à ébullition puis saupoudrer de parmesan. Servir.

Total des calories: 697

Vitamines: Vitamine B6 0.7mg, Vitamine B12 2.3 μg, Vitamine C 49mg, Vitamine K 128 μg

Minéraux: Magnésium 165mg, Phosphore 808mg, Sélénium 135 μg, Zinc 5mg

Sucres: 5

7.   Roulés au poulet façon méditerranéenne

Un roulé idéal pour le déjeuner ou le diner. C'est un repas léger mais qui est riche en goût et en nutriment. Le couscous apporte les protéines nécessaires, sans ajouter de calories.

Ingrédients :

- 1/3 tasse de couscous cuit
- 1 tasse de persil frais haché
- 2 càs d'origan découpé
- 1 càs de menthe fraîche découpée
- ¼ tasse de jus de citron
- 1 càs d'huile d'olive
- 2 gousses d'ail écrasées
- 3 escalopes de poulet découpées
- 1 tomate de taille moyenne découpée
- 1 petit oignon rouge découpé
- 1 tasse de concombre découpé
- 4 càs de yaourt grec
- 4 tortillas au blé complet

Préparation :

Mélanger le persil, l'origan, la menthe, le jus de citron, l'huile et l'ail dans un petit bol. Mettre 1/4 du mélange sur le poulet. Cuire ensuite le poulet dans une poêle de taille moyenne.

Mélanger le mélange restant avec le couscous. Ajouter la tomate, l'oignon, le concombre et le yaourt. Mettre une cuillère de ce mélange dans la tortilla et poser après le poulet cuit. Plier les côtés de la tortilla et rouler pour former un burrito. Couper en deux. Servir.

Total des calories: 349

Vitamines: Vitamine B6 0.8mg, Vitamine K 81 μg

Minéraux: Phosphore 391 mg, Sélénium 44 μg, Zinc 2mg, Niacine 16mg

Sucres: 4g

8. Poulet, brocoli et mange frits

La mange apporte du goût à cette recette classique. Pleine d'antioxydants, la mangue permet de retenir le collagène dans les cheveux.

Ingrédients :

- 2 càs d'huile de noix de coco
- 2 blancs de poulet découpé
- 2 gousses d'ail écrasées
- 1 càs de gingembre frais découpé
- 1 oignon rouge découpé
- 1 tasse de mangue découpée
- 2 tasses de brocolis, coupées en petits fleurons
- 1 demi-tasse de poivron rouge découpé
- 3 càs de sauce Hoisin
- 1 càs de coriandre fraîche, découpée

Préparation :

Préchauffer l'huile de noix coco dans un wok ou une poêle, à feu moyen-élevé.

Cuire le poulet puis retirer de la poêle.

Ajouter l'ail, le gingembre et l'oignon. Laisser cuire pendant 2 minutes. Ajouter ensuite le brocoli, le poivron et la mangue. Laisser cuire jusqu'à ce que les légumes deviennent légèrement croquants.

Remettre le poulet dans la poêle. Ajouter la sauce Hoisin le piment rouge. Bien mélanger. Mettre dans un bol. Saupoudrer de noix de cajou hachées, d'oignons verts et de coriandre. Servir.

Total des calories: 357

Vitamines: Vitamine B6 0.8mg, Vitamine C 56 µg, Vitamine K 181 µg

Minéraux: Phosphore 248mg, Sélénium 27 µg, Folate 165 µg, Riboflavine 0.4mg

Sucres: 21g

9.   Bœuf et « Bok Choy Chow Mein »

Ce chou d'origine asiatique se marie parfaitement aux plats chinois. Il détient les mêmes vertus que le chou ordinaire, en apportant des nutriments et du croquant !

Ingrédients :

- 1 càs d'huile de noix de coco
- 350g de faux-filet, découpé en cubes
- 1 tasse d'oignon rouge découpé
- 2 gousses d'ail écrasées
- 1 demi-tasse de poivron rouge découpé
- 2 tasses de « bok choy » (chou asiatique) découpé
- 1 tasse de germes de soja
- ¼ tasse de vinaigre de riz
- 2 càs de sauce Hoisin
- 225g de nouilles cuites

Préparation :

Dans une grande poêle, préchauffer de l'huile à feu moyen. Ajouter le bœuf et laisser cuire jusqu'à ce que le tout soit bien cuit. Ajouter l'oignon, l'ail et les poivrons jusqu'à ce que les légumes commencent à ramollir. Ajouter le chou asiatique, laisser cuire. Ajouter enfin les germes de soja, le vinaigre et la sauce Hoisin. Incorporer les nouilles et mélanger à la sauce tout en réchauffant. Servir.

Total des calories: 341

Vitamines: Vitamine B6 0.9mg, Vitamine C 70mg, Vitamine K 42 µg

Minéraux: Phosphore 348mg, Sélénium 60 µg, Zinc 3mg, Thiamine 0.7mg, Riboflavine 0.5mg, Niacine 13mg

Sucres: 6g

10.   Saumon parfumé au poivre et salade de concombres

Marier le saumon au croquant des concombres crée un mélange crémeux et sympathique. Le saumon est riche en Vitamines B, ce qui laisse les cheveux brillants et en bonne santé.

Ingrédients :

- 1 càs d'huile d'olive
- 2 pavés de saumon
- ½ càc de sel
- ½ càc de poivre noir écrasé
- ¼ càc de piment rouge écrasé
- 1 concombre coupé en fines rondelles
- 1 demi-tasse de chou rouge haché
- ¼ tasse d'oignon haché finement
- 2/3 tasse de yaourt grec
- 1 càc d'aneth séché
- 1 gousse d'ail écrasée
- 1 càs de vinaigre de cidre

Préparation :

Préchauffer de l'huile d'olive dans une poêle. Saler, poivrer et pimenter le saumon puis déposer les pavés sur la poêle. Laisser cuire à feu moyen.

Dans un saladier, mettre les ingrédients restants. Bien mélanger. Laisser reposer pendant 5 minutes. Déposer dans des assiettes et servir avec le saumon.

Total des calories: 313

Vitamines: vitamine B6 1,1 mg, vitamine B12 8,5 µg, vitamine D 19 µg

Minéraux: Phosphore 566mg, Sélénium 55 µg, Niacine 14mg

Sucres: 6g

11.   Salade à l'orange et aux épinards

Les agrumes et les épinards sont un mariage classique. L'orange va parfaitement avec les épinards, ils offrent un plat riche en vitamines et minéraux.

Ingrédients :

- 1 càs d'huile d'olive
- 2 gousses d'ail écrasées
- 2 càs de jus d'orange
- 2 blancs de poulet
- ¼ tasse de vinaigre balsamique
- 1 càs de miel
- 4 tasses d'épinards
- 2 oranges de taille moyenne, épluchées et découpées
- ¼ tasse d'amandes grillées

Préparation :

Dans un petit bol, mélanger de l'huile d'olive, de l'ail et le jus d'orange. Verser sur le poulet et laisser mariner pendant 20 minutes.

Faire chauffer la poêle à feu moyen. Ajouter le poulet et laisser cuire. Laisser reposer.

Dans une petite casserole, porter le vinaigre et le miel à ébullition. Réduire ensuite à feu doux. Continuer à mijoter, en remuant de temps en temps. Retirer du feu et laisser refroidir.

Divisez les épinards et les oranges entre les bols. Garnir de poulet. Saupoudrer d'amandes et arroser de sauce au miel balsamique. Servir.

Total des calories: 399

Vitamines: vitamine A 303 µg, vitamine B6 1.0mg, vitamine B12 0.4 µg, vitamine C 87mg, vitamine E 7mg, vitamine K 290 µg

Minéraux: Magnésium 150mg, Phosphore 422mg, Sélénium 36 µg, Niacine 19mg

Sucres: 13g

12. Blancs de poulet rôti avec une moutarde à l'abricot et de la bette à carde

Le poulet peut se cuisiner avec n'importe quel ingrédients, une moutarde à l'abricot et de la bette à carde est une excellente combinaison ! Ils apportent toutes les vitamines et minéraux dont les cheveux ont besoin.

Ingrédients :

- 1/4 tasse de romarin frais haché
- 3 gousses d'ail écrasées
- 2 càs d'huile d'olive
- 2 blancs de poulet
- ¼ tasse de graines de moutarde
- 1/3 tasse de confiture d'abricot
- 2 tasses de bette à carde découpée
- 1 demi-tasse d'oignon découpé

Préparation :

Préchauffez le four à 350 degrés.

Dans un petit bol, mélanger le romarin, les 2/3 de l'ail, le sel et la moitié de l'huile d'olive. Bien mélanger. Frotter les blancs de poulet avec le mélange.

Placez le poulet sur une plaque à cuisson. Laisser cuire au four 30 à 35 minutes.

Dans une petite casserole, mélanger la moutarde et la confiture d'abricot et chauffer à feu moyen, en remuant fréquemment, jusqu'à ce que la confiture ait fondu et que les ingrédients soient bien combinés.

Pendant ce temps, préchauffer l'huile restante dans la poêle à feu moyen. Ajouter le reste de l'ail, l'oignon et la bette à carde. Laisser cuire. Déposer une assiette, ajouter le poulet et les abricots.

Total des calories: 409

Vitamines: Vitamine A 611 µg, Vitamine B6 1.2mg, Vitamine C 32mg, Vitamine K 476 µg

Minéraux: Magnésium 184mg, Phosphore 451mg, Sélénium 47µg, Niacine 24mg

Sucres: 24g

13.   Saumon noirci et chou frisé balsamique

Bien qu'il soit riche en vitamines, le chou peut devenir ennuyant et fade. Ajouter une sauce balsamique offre un nouveau goût ! Marié au saumon, cette recette devient riche en vitamines.

Ingrédients :

- 2 càs de paprika
- 1 càs de piment de Cayenne
- 1 càs d'oignon en poudre
- ½ càc de poivre noir
- ¼ càc de thym séché
- ¼ càc d'origan séché
- ¼ càc de basilic séché
- 2 càs d'huile d'olive
- 2 pavés de saumon
- 3 tasses de chou frisé
- 1 gousse d'ail écrasée
- 1 càs d'eau
- 1 càs de vinaigre balsamique

Préparation :

Mélanger le paprika, le piment de Cayenne, l'oignon en poudre, le poivre, le thym, l'origan et le basilic dans un petit bol.

Mouiller les filets de saumon avec la moitié de l'huile d'olive. Bien mélanger le saumon avec le mélange d'épices. Poser les pavés de saumon dans la poêle à feu moyen, ou griller à feu doux, jusqu'à ce que le poisson devienne ferme.

Chauffer l'huile restante dans la poêle. Ajouter le chou frisé, l'ail et l'eau. Laisser cuire puis remuer avec le vinaigre. Continuer à mélanger jusqu'à ce que le liquide s'évapore. Déposer sur une assiette et ajouter le saumon. Servir.

Total des calories: 414

Vitamines: vitamine A 602 µg, vitamine B6 1.3mg, vitamine B12 8.2 µg, vitamine C 121mg, vitamine D 19 µg, vitamine K 729

Minéraux: Phosphore 552mg, Sélénium 54 µg, Niacine

15mg

Sucres: 2g

14.   Calzone aux lentilles et aux patates douces

Les lentilles sont extrêmement riches en vitamines et en minéraux. Elles jouent un rôle fondamental dans la pousse des cheveux, les laissant forts et brillants.

Ingrédients :

- 1 pâte à pizza (de préférence faite maison)
- 3 petites patates douces
- 2 càs d'huile d'olive
- 1 oignon de taille moyenne découpé
- 2 gousses d'ail écrasées
- 1 càc de cumin en poudre
- ½ càc de cannelle en poudre
- ½ mélange d'épices moulus
- 1 demi-tasse de lentilles vertes, rincées
- 1 tasse d'eau
- 1 tasse de chou frisé, découpé

Préparation :

Préchauffer le four à 180°C.

Piquer les patates douces avec une fourchette et les placer sur une plaque à pâtisserie. Laisser cuire au four entre 45 minutes à une heure. Laisser refroidir. Une fois refroidi, jeter la peau et écraser en purée.

Chauffer 1 cuillère à soupe d'huile sur une poêle à feu moyen. Ajouter l'oignon et l'ail. Ajouter ensuite le cumin, la cannelle, l'ensemble de l'oignon et cuire en remuant constamment. Ajouter les lentilles et l'eau. Porter à ébullition et laisser mijoter pendant 10 minutes. Ajouter le mélange de chou frisé aux lentilles et laisser cuire jusqu'à ce que les lentilles deviennent molles. Ajouter plus d'eau si nécessaire. Augmenter la température du four à 210°C.

Sur une planche à découper bien farinée, déroulez un morceau de la pâte.

Étendre environ ¼ de la tasse de patate douce écrasée sur la moitié inférieure de la pâte, laissant de la place sur les bords pour fermer la calzone. Couvrir d'environ 1/3 tasse de lentilles et de chou frisé. Plier la moitié supérieure de la pâte, plier les bords pour sceller solidement.

Placer la pâte sur une plaque à pâtisserie vaporisée avec un spray antiadhésif. Badigeonner le dessus avec de l'huile d'olive et couper 2 ou 3 petites fentes pour laisser la vapeur s'échapper pendant que la calzone cuit au four. Refaire la même chose pour les autres calzones.

Laisser cuire au four pendant 25 à 30 minutes, ou jusqu'à ce que la pâte devienne dorée. Laisser reposer pendant au moins 5 minutes. Servir.

Total des calories: 686

Vitamines: Vitamine A 1158 µg, Vitamine B6 0.7mg, Vitamine C 51mg, Vitamine K 256 µg

Minéraux: Phosphore 584mg, Sélénium 24 µg, Folate 396 µg, Thiamine 0,8mg

Sucres: 12g

15. Salade d'œuf au curry et roquette dans un pain de seigle

Vous en avez marre de la salade aux œufs basique ? Optez pour les œufs au curry, le curry offrant une touche d'épice à la salade ! Ajoutez de la roquette, mettez tout cela dans un pain de seigle et vous obtiendrez un sandwich riche en Vitamine K, idéal pour le déjeuner ou le diner !

Ingrédients :

- 4 œufs cuits découpés
- 2 càs de céleri
- 2 càs d'oignon rouge découpé
- ½ càc de curry en poudre
- 3 càs de mayonnaise
- 2 càs de yaourt grec
- ¼ càc de sauce tabasco
- 1 càc de moutarde de Dijon
- 4 tranches de pain de seigle, grillées
- 1 demi-tasse de roquette

Préparation :

Mélanger tous les ingrédients, sauf le pain et la roquette.

Déposer ce mélange sur les tranches de pain de seigle, avec la roquette. Fermer avec la 2e tranche, couper en deux les sandwiches et servir.

Total des calories: 371

Vitamines: Vitamine A 184 µgm Vitamine B12 1,2 µg, Vitamine K 54 µg

Minéraux: Phosphore 292mg, Sélénium 48 µg, Riboflavine 0.8mg

Sucres: 6g

16. Soupe au chou asiatique « Bok Choy » et à l'œuf

Ajouter le Bok choy apporte des protéines à la soupe. Les œufs sont également riches en protéines, ce qui est essentiel à la croissance des cheveux.

Ingrédients :

- 3 carottes épluchées et découpées
- 1 céleri découpé
- 1 petit oignon découpé en cube
- 1 gousse d'ail écrasée
- 1 càs de gingembre frais, découpé
- Sel de mer
- ½ càc de poivre noir
- 1 càs de piment en poudre
- ¼ càc de piment de Cayenne
- ¼ càc de piment en flocons
- 1 càc de paprika
- 4 tasses de bouillon d'os de poulet
- 2 càs de sauce Hoisin
- 4 tasses de bok choy (chou asiatique) découpé

- 4 blancs d'œufs

- 2 oignons verts découpés

- 2 càs de coriandre fraiche, découpée

Préparation :

Dans une mijoteuse, mettre tous les ingrédients sauf le bok choy, les blancs d'œufs, les oignons verts et la coriandre. Laisser cuire pendant 6 à 8 heures. Ajouter ensuite le bok choy, remuer et laisser cuire encore 5 minutes.

Dans un petit bol, battre les blancs d'œufs en neige. Verser les œufs dans la soupe tout en remuant. Laisser cuire encore 2 minutes. Verser dans des bols et décorer avec les oignons verts et la coriandre.

Total des calories: 259

Vitamines: Vitamine A 837 µg, Vitamine B6 0.7mg, Vitamine C 69mg, Vitamine K 88 µg

Minéraux: Phosphore 225mg, Sélénium 25 µg, Riboflavine 0.9mg, Niacine 9mg

Sucres: 14g

17. Soupe de lentilles et de légumes-racines avec des œufs pochés

Idéale pour l'hiver, les légumes-racines, les lentilles et les œufs sont riches en protéines.

Ingrédients :

- 2 càs d'huile d'olive
- 1 grand oignon découpé
- 5 gousses d'ail écrasées
- 1 càc de cumin moulu
- ½ càc de curcuma en poudre
- 6 tranches de jambon de dinde découpées
- 1 càs de gingembre frais découpé
- ½ càc de piment
- 2 feuilles de laurier
- 2 tasses de lentilles vertes lavées
- 5 tasses de bouillon d'os de poulet (ou bouillon de légumes)
- 1 boîte de tomates pelées

- 1 tasse de patates douces, épluchées et découpées en cube
- 1 tasse de betteraves, épluchées et découpées en cube
- 1 tasse de navets, épluchés et découpés en cube
- 1 tasse de carottes, épluchées et découpées en cube
- 1 tasse de pommes de terre Idaho, épluchées et découpées en cube
- 4 œufs
- 3 tasses d'eau
- 2 càs de vinaigre de cidre

Préparation :

Dans une grande marmite, chauffer l'huile d'olive à feu moyen et cuire l'oignon. Ajouter l'ail, le cumin et le curcuma, bien mélanger. Ajouter le jambon de dinde. Laisser un peu cuire puis ajouter le gingembre, le piment rouge, les feuilles de laurier et les lentilles. Verser ensuite de l'eau, une quantité suffisante pour couvrir tous les ingrédients. Porter à ébullition et laisser mijoter pendant 15 minutes. Ajouter les ingrédients restants à l'exception des œufs, de l'eau et du vinaigre. Ajouter plus de bouillon si nécessaire, la soupe doit être un peu épaisse. Laisser cuire 20 à 30 minutes, jusqu'à ce que les lentilles et les légumes deviennent tendres. Retirer les feuilles de laurier lorsqu'elles sont cuites.

Dans une petite casserole, chauffer l'eau et le vinaigre. Porter à ébullition et laisser mijoter. Casser les œufs dans l'eau chaude, un à la fois. Retirer du feu et laisser reposer dans l'eau chaude pendant 5 à 8 minutes. Verser la soupe dans les bols. À l'aide d'une cuillère, enlever les œufs - un à la fois - et servir dans la soupe.

Total des calories: 333

Vitamines: Vitamine A 433 µg, Vitamine B6 0.6mg, Vitamine C 38mg

Minéraux: Phosphore 437mg, Sélénium 20 µg, Zinc 3mg, Folate 304 µg

Sucres: 8g

18. Boulettes de viande méditerranéennes accompagnées de couscous et de Tzatziki

Que de mieux que de terminer une journée avec des boulettes de viande accompagnées d'une sauce au yaourt ! Cette entrée, 100% méditerranéenne, est délicieuse et facile à préparer.

Ingrédients :

- 225g de viande d'agneau hachée
- 225g de viande de bœuf hachée
- 6 gousses d'ail écrasées
- 1 càs d'origan séché
- 2 càs d'huile d'olive
- ¼ tasse de concombre râpé
- 1 tasse de yaourt grec
- 1 càc d'aneth séché
- 2 tasses de couscous cuit
- 1 citron découpé en quartiers

Préparation :

Mélangez l'agneau, le bœuf, la moitié de l'ail et l'origan. Former en boules. Préchauffer ensuite la moitié de l'huile d'olive dans une poêle à feu moyen. Faites cuire les boulettes de viande de tous les côtés. Mettre de côté. Mélanger l'ail restant et l'huile avec les ingrédients restants à l'exception du couscous et du citron. Servir les boulettes de viande sur le couscous. Arroser de sauce au yaourt et décorer avec un quartier de citron.

Total des calories: 349

Vitamines: Vitamine B12 3,2 µg

Minéraux: Sélénium 47 µg, Zinc 7mg, Niacine 8mg

Sucres: 3g

19.   Tarte des Sheperds aux lentilles et aux patates douces

Plat irlandais, cette tarte est ici revisitée. Elle peut se manger en plusieurs fois.

Ingrédients :

- 3 patates douces de taille moyenne, écrasées
- 225g de viande de bœuf hachée
- 1 tasse de lentilles lavées
- 1 càs d'huile d'olive
- 450g de champignons coupés
- 1 oignon de taille moyenne découpé
- 1 grande carotte découpée
- 1 céleri découpé
- 1 gousse d'ail écrasée
- ¾ bouillon de légumes
- 1 càs de sauce tomate
- 1 càs de sauce hoisin
- 1 càc de paprika
- ¼ tasse de persil frais

Préparation :

Préchauffer le four à 190°C. A l'aide d'une fourchette, piquer chaque patate douce à plusieurs reprises et placer sur une plaque à pâtisserie. Mettre au four pendant 45 minutes à 1 heure. Laisser refroidir. Ecraser en purée et laisser de côté. Jetez les écorces. Réduire le four à 170°C degrés.

Dans une casserole, mélanger les lentilles, le laurier et le sel avec 5 tasses d'eau. Porter à ébullition et réduire ensuite à feu doux. Laisser mijoter pendant 15-20 minutes, ou jusqu'à ce que les lentilles deviennent molles, en remuant de temps en temps. Jetez la feuille de laurier et égouttez le mélange dans une passoire.

Cuire la viande hachée dans une poêle, à feu moyen. Une fois la viande cuite, ajouter les champignons. Ajouter ensuite l'oignon, la carotte, le céleri et l'ail, tout en remuant de temps en temps. Verser le mélange de lentilles, la pâte de tomate, la sauce Hoisin. Saupoudrer le paprika et le persil. Laisser mijoter pendant 5 minutes de plus.

Étendre dans un plat le mélange de lentilles. Pulvériser avec un spray antiadhésif. Verser au-dessus le mélange de patates douces, lisser avec une spatule. Laisser cuire au four pendant 30 minutes, ou jusqu'à ce que le remplissage est bouillonnant sur les bords. Laisser reposer pendant 5 minutes, servir.

Total des calories: 406

Vitamines: vitamine A 819 µg, vitamine B6 0,8 mg, vitamine B12 2,3 µg µg

Minéraux: Fer 7mg, Phosphore 474mg, Sélénium 22µg, Zinc 7mg, Folate 267µg, Niacine 7mg

Sucres: 8g

20. Poulet rôti accompagné de ses légumes-racines

Ce poulet rôti cuit dans une mijoteuse est parfait pour apporter toutes les vitamines et les minéraux dont vous avez besoin.

Ingrédients :

- 1 poulet entier
- 1 càs d'huile d'olive
- 1 càs de sauge fraîche, découpée
- 1 càs de romarin frais, découpé
- 2 gousses d'ail écrasées
- 1 càs de thym frais
- 1 patate douce, épluchée et découpée
- 1 carotte, épluchée et découpée
- 1 navet, épluché et découpé
- 4 pommes de terre rouges, épluchées et découpées
- 2 tasses de bouillon d'os de poulet

Préparation :

Mettre le poulet dans une mijoteuse. Frotter le poulet avec de l'huile d'olive, de la sauge, du romarin, du thym et de l'ail. Disposer les légumes autour du poulet et verser le bouillon sur les légumes. Cuire à feu doux pendant 8 heures ou à feu moyen pendant 4 heures, jusqu'à ce que les légumes deviennent tendres, et le poulet cuit. Servir.

Total des calories: 333

Vitamines: vitamine A 371 µg, vitamine B6 1,3 mg, vitamine B12 0,2 µg, vitamine C 28 mg

Minéraux: Phosphore 359mg, Sélénium 30 µg, Zinc 2mg, Niacine 11mg

Sucres: 6g

21. Saumon parfumé au citron et aux herbes, avec tomates orzo

Le fruit idéal pour l'été, le citron, offre un surplus de Vitamines C. Il compense la texture grasse du saumon, qui est celui-ci riche en Vitamines B et en Omega 3s. Les Omega 3s donne aux cheveux de la brillance !

Ingrédients :

- 2 càs de jus de citron
- 1 càs de moutarde de Dijon
- 2 gousses d'ail écrasées
- ½ càc d'aneth séché
- ½ càc d'origan séché
- ¼ càc de thym séché
- ¼ càc de romarin séché
- 2 pavés de saumon
- 1 càs d'huile d'olive
- 1 demi-tasse d'oignon découpé en cube
- 2 tasses d'eau
- 1 boîte de pomates pelées

- 1 tasse d'orzo
- 2 càs de persil

Préparation :

Préchauffer le four à 190°C.

Mélanger le jus de citron, la moutarde de Dijon, la moitié de l'ail, l'aneth, l'origan, le thym et le romarin. Enrober le saumon avec le mélange. Placer le saumon sur une plaque à cuisson et lancer au four pendant 10 à 15 minutes. Pendant ce temps, chauffer l'huile d'olive dans une poêle à feu moyen. Cuire l'oignon et l'ail. Ajouter l'eau et porter à ébullition. Ajouter ensuite les tomates et l'orzo. Laisser mijoter, en remuant fréquemment, jusqu'à ce que l'orzo soit tendre et que l'eau s'évapore (environ 10 minutes). Mettre tout dans une assiette et garnir de persil frais. Servir.

Total des calories: 622
Vitamines: vitamine A 286 µg, vitamine B6 2.4mg, vitamine B12 19.1 µg, vitamine C 23mg, vitamine D 44 µg, vitamine E 5mg

Minéraux: Magnésium 139mg, Phosphore 1108mg,

Sélénium 127 µg, Thiamine 0.8mg, Riboflavine 0.5mg,

Niacine 34mg

Sucres: 4g

22.   Moules à la vapeur accompagnés de linguine, d'épinards et de tomates

Les épinards et la tomate apporte à ce plat de pâtes des vitamines C. Les moules apportent quant à elle du sélénium, ce qui aide à la croissance des cheveux et lutte contre leur chute.

Ingrédients :

- 1 càs d'huile d'olive
- 2 gousses d'ail écrasées
- 2 càs de vinaigre de riz
- ¼ tasse d'eau
- 450g de moules lavées
- 1 boîte de tomates pelées
- 2 càs de basilic frais, découpé
- 2 tasses d'épinards
- 200g de linguine, cuites
- ¼ tasse de parmesan râpé

Préparation :

Dans une poêle, préchauffer de l'huile à feu moyen. Ajouter l'ail, puis le vinaigre, l'eau et les moules. Remuer et couvrir jusqu'à ce que toutes les coquilles de moules s'ouvrent (environ 3 à 4 minutes). Retirer et jeter toute moule restée fermée.

Une fois que les moules sont cuites avec les tomates, porter à ébullition et ajouter le basilic et les épinards. Cuire jusqu'à ce que les épinards fondent et ajouter les pâtes. Servir dans une assiette et saupoudrer de parmesan râpé.

Total des calories: 506

Vitamines: vitamine A 241 µg, vitamine B6 0,6 mg, vitamine B12 17 µg, vitamine C 39 mg, vitamine K 164 µg

Minéraux: Magnésium 149mg, Phosphore 467mg, Sélénium 97mg, Zinc 4mg, Thiamine 1.6mg, Riboflavine 0.4mg

Sucres: 8g

23.   Poulet à la croûte de macadamia et brocollini rôti

Une recette de poulet frit revisitée ! Les noix de macadamia offrent de la texture, du goût et des protéines. Quant aux protéines, elles donnent aux cheveux de la force.

Ingrédients :

- 1 tasse de noix de macadamia, concassées
- 2 càs de parmesan râpé
- 2 càs d'huile d'olive
- 2 gousses d'ail écrasées
- 2 blancs de poulet
- 3 tasses de fleurons de brocollini
- 1 càs de basilic frais, découpé

Préparation :

Préchauffer le four à 190°C.

Mélanger les noix de macadamia, le parmesan, la moitié de l'huile d'olive et l'ail. Déposer les blancs de poulet sur une plaque de four vaporisée d'un spray antiadhésif, laisser de la place au brocollini et garnir le haut et les côtés des blancs de poulet avec les noix. Laisser cuire au four pendant 10 minutes.

Enlever la plaque, et répartir les brocollinis. Arroser l'huile d'olive et remettre la plaque au four. Laisser cuire 10 minutes de plus. Assaisonner et servir, saupoudrer de basilic frais.

Total des calories: 646

Vitamines: Vitamine B6 0.9mg, Vitamine C 79mg, Vitamine K 90 µg

Minéraux: Phosphore 379mg, Sélénium 33 µg, Thiamine 0,6mg, Niacine 13mg

Sucres: 4g

24. Salade aux épinards, aux carottes épicées, au tournesol et au saumon

Ajouter du piquant à vos salades avec les carottes épicées ! En plus du goût, elles apportent des extra nutriments qui luttent contre la chute des cheveux.

Ingrédients :

- 2 carottes, coupées en longues bandes
- 1 càs de gingembre frais râpé
- ¼ càc de piment en poudre
- 1 gousse d'ail écrasée
- ¼ càc de clou de girofle en poudre
- 1 càs de jus de citron vert
- 1 càc de zeste de citron
- 1 càs d'huile d'olive
- 3 càc de miel
- 2 càs de vinaigre de cidre
- 1 càs de jus de pomme
- 4 tasses d'épinards
- ¼ tasse de graines de tournesol

Préparation :

Mélangez les carottes, le gingembre, le piment, l'ail, le clou de girofle, le jus de citron et l'huile. Laisser reposer. Mélanger le miel, le vinaigre et le jus dans un mixeur. Verser sur les épinards et mélanger encore. Placer les épinards dans des saladiers, garnir de graines de tournesol et de carottes. Servir.

Total des calories: 265

Vitamines: Vitamine A 791 µg, Vitamine E 6mg, Vitamine K 298 µg

Minéraux: Folate 166 µg

Sucres: 12g

25. Sandwich au pain de seigle, à la roquette et aux œufs pochés

Fondant, croustillant, et riche en vitamines et minéraux ! Le seigle est très nutritif, il donne aux cheveux une poussée de magnésium, qui aide contre la chute des cheveux.

Ingrédients :

- ¼ tasse de feta
- 2 càs de parmesan râpé
- ¼ de thym séché
- 1 càs de jus de citron
- 3 tasses d'eau
- 1 tasse de roquette
- ¼ càc de piment de Cayenne

Préparation :

Émietter la feta et mélanger avec le parmesan, le thym et la moitié du jus de citron.

Mélanger la roquette et les germes de soja avec de l'huile

et le jus de citron restant.

Dans une casserole, porter l'eau et le vinaigre à ébullition. Réduire à feu doux et mélanger lentement. Alors que l'eau continue à tourbillonner, casser les œufs dans l'eau un à un. Retirer du feu et laisser reposer pendant 5 à 8 minutes selon le degré de cuisson de la préférence du jaune d'œuf. Prendre des tranches de pain de seigle, poser la roquette et les germes de soja. Poser ensuite la feta. Avec une cuillère, retirer l'œuf de l'eau et placer le sur la feta. Saupoudrer de piment, et servir.

Total des calories: 212

Vitamines: Vitamine B12 0.9mg

Minéraux: Phosphore 232mg, Sélénium 28 µg, Riboflavine 0.5mg

Sucres: 2g

26. Côtelettes d'agneau parfumée à l'ail, accompagnées de chou frisé au citron et de patates douces

L'agneau ne se cuisine pas que pendant les grandes occasions ! C'est une source de zinc, de fer et de Vitamines B12. Vous devriez en manger plus souvent ! Accompagné de patates douces, ce plat active les cellules de la croissance des cheveux.

Ingrédients :

- 2 patates douces, épluchées et découpées en cube
- 2 càs d'huile d'olive
- 1 càs de romarin frais, haché
- 280g de côtelettes d'agneau
- 4 gousses d'ail écrasées
- 1 càs d'origan frais
- 3 tasses de chou frisé, découpées
- 1 càs d'eau
- 1 càs de jus de citron
- 1 citron, découpé en quartiers

Préparation :

Préchauffer le four à 220°C.

Sur une plaque à four vaporisée avec un spray antiadhésif, disposer les patates douces découpées en cubes. Verser la moitié de l'huile d'olive et mélanger légèrement. Cuire au four 30 à 40 minutes en tournant les patates toutes les 10 minutes.

Pendant ce temps, mettre sur les côtelettes la moitié de l'ail et l'origan. Chauffer la moitié de l'huile restante sur une poêle. Faire cuire l'agneau, environ 2 minutes de chaque côté. L'agneau doit être légèrement rose au centre. Retirer de la poêle et laisser reposer.

Dans la même poêle, chauffer l'huile restante. Ajouter l'ail restant, le chou frisé, l'eau et le jus de citron. Cuire jusqu'à ce que le chou fonde, en remuant constamment.

Servir le tout ensemble. Presser du jus de citron si nécessaire. Servir.

Total des calories : 639

Vitamines: Vitamine A 1257 µg, Vitamine B6 0.6mg,

Vitamine B12 2.0 µg, Vitamine C 84mg, Vitamine K 478 µg

Minéraux: Phosphore 281mg, Sélénium 24mg, Zinc 5mg,

Niacine 6mg

Sucres: 5g

27.   Poulet barbecue aux myrtilles et asperges grillées

Mélanger le traditionnel goût de barbecue avec des myrtilles. Les myrtilles sont riches en antioxydants, elles assurent la santé des follicules et la pousse des cheveux.

Ingrédients :

- 3 tasses de myrtilles fraîches ou congelées
- ¼ tasse de purée de tomate
- 1 demi-tasse de vinaigre de cidre
- 1 demi-tasse de compote de pommes
- ¼ tasse de mélasse
- 1 càc de piment en poudre
- 1 càc de poivre noir moulu
- 2 blancs de poulet
- 1 càs d'huile d'olive
- 450g d'asperges

Préparation :

Mélanger tous les ingrédients, à l'exception du poulet, de l'huile et des asperges, dans une casserole à feu moyen.

Porter à ébullition, en remuant fréquemment. Réduire et laisser mijoter - continuer à remuer de temps en temps pour écraser les myrtilles. Laisser mijoter pendant 20 minutes. Si la sauce devient trop épaisse, ajouter un peu d'eau à la fin. Enlever la peau des myrtilles à l'aide d'une passoire.

Préchauffer le gril à feu moyen. Badigeonner le poulet avec la sauce. Placer sur le gril et laisser cuire 5 minutes. Tourner le poulet et laisser cuire encore 5 minutes. Refaire la même chose jusqu'à ce que le poulet grille. Dans une assiette mettre le poulet et verser la sauce aux myrtilles.

Lancer légèrement les asperges dans l'huile. Déposer sur le gril et laisser cuire 2 minutes. Servir avec le poulet.

Total des calories: 463

Vitamines: Vitamine B6 1.3mg, Vitamine B12 0.6 µg, Vitamine C 23mg, Vitamine K 83 µg

Minéraux: Phosphore 471mg, Sélénium 51 µg, Riboflavine 0,5mg, Niacine 25mg

Sucres: 36g

28. Salade au fromage de chèvre et aux poivrons rouges grillés

Les poivrons rouges contiennent un grand apport de Vitamines C. Marier le à des poivrons rouges grillés, du bacon salé et du fromage fondant !

Ingrédients :

- 1 grand poivron rouge
- 1 càs d'huile d'olive
- 3 càs de vinaigre balsamique
- 1 càs de miel
- 3 tasses de roquette
- 4 tranches de bacon de dinde, cuites et découpées
- ¼ tasse de fromage de chèvre
- ¼ càs de noix de pécan concassées
- 30g de blancs de poulet, cuit et découpé

Préparation :

Préchauffer le grill à 220°C.

Couper le poivron rouge en deux, enlever les pépins. Mouiller l'extérieur avec de l'huile d'olive. Griller pendant 5 minutes, ou jusqu'à ce que l'extérieur des poivrons carbonise. Placer les poivrons dans un bol et couvrir avec du film plastique pour refroidir. Une fois refroidi, gratter la peau carbonisée et couper le poivrons en lanières. Pendant ce temps, dans une casserole, mélanger le vinaigre et le miel. Porter à ébullition, en remuant fréquemment, et laisser mijoter pendant environ 2 minutes jusqu'à ce que la sauce commence à épaissir. Diviser la roquette entre 2 assiettes. Garnir de poivrons rouges et des ingrédients restants. Arroser avec le vinaigre de miel et servir.

Total des calories: 408

Vitamines: vitamine A 227 µg, vitamine B6 0,9 mg, vitamine B12 0,4 µg, vitamine C 108 mg

Minéraux: Phosphore 439mg, Sélénium 30 µg, Niacine 13mg

Sucres: 5g

29.   Thon jaune et sauce salsa au maïs et à l'avocat

Sortez de l'ordinaire avec le thon jaune ! C'est une source de Vitamines B et d'Omega 3s, il se marie bien avec la sauce salsa au maïs, qui est elle-même une source de vitamines et de minéraux.

Ingrédients :

- 2 filets de thon jaune (170g)
- 1 càs d'huile d'olive
- 1 càc de cumin moulu
- 1 tasse de maïs cuit
- 1 piment jalapeño, découpé en cube
- ¼ tasse d'oignon rouge découpé en cube
- 2 càs de coriandre fraîche découpée
- 2 càs de jus de citron
- 2 tomates découpées
- 1 avocat découpé en cube
- ¼ càc de sel

Préparation :

Mouiller le thon avec de l'huile d'olive, et saupoudrer le cumin. Poser dans une poêle chaude et laisser cuire. Mélanger tous les autres ingrédients, servir avec le thon.

Total des calories : 422

Vitamines: Vitamine B6 2.0mg, Vitamine B12 3.5 µg, Vitamine C 62mg, Vitamine K 28 µg

Minéraux: Phosphore 579mg, Sélénium 155 µg, Niacine 34mg

Sucres: 7g

30.   Salade façon gyro au poulet

Si vous aimez les gyros vous aimerez cette salade ! Cet encas méditerranéen est idéal pour le déjeuner ou même le diner. Il apporte des Vitamines K.

Ingrédients :

- 2 blancs de poulet
- 2 càs d'huile d'olive
- 4 gousses d'ail écrasées
- 1 càs d'origan frais découpé
- 2 pains pita au blé complet, découpés en triangles
- 1 càc de paprika
- ¼ tasse de concombre râpé
- 1 tasse de yaourt grec
- 1 càc d'aneth déché
- 1 càs d'eau
- ¼ tasse de laitue romaine découpé
- ¼ tasse de roquette
- ¼ tasse d'épinards
- 1 tomate découpée en cube

- 1 petit oignon rouge découpé
- ¼ tasse de feta

Préparation :

Préchauffer le four à 210°C.

Mélanger le poulet, la moitié de l'huile, la moitié de l'ail, le paprika et l'origan. Mariner le poulet dans ce mélange. Placer sur une plaque à four et laisser cuire. Retirer du four et couper en lamelles.

Mouiller légèrement les triangles de pita avec l'huile d'olive restante. Cuire au four pendant 5 à 10 minutes. Pendant ce temps, mélanger l'huile restante et l'ail avec le concombre, le yogourt et l'aneth. Ajouter un peu d'eau. Mélanger la laitue, la roquette et les épinards. Verser la sauce sur ce mélange.

Mettre dans des assiettes et ajouter le poulet. Servir.

Total des calories: 463

Vitamines: Vitamine B6 1,1 mg, Vitamine K 127 µg

Minéraux: Phosphore 465mg, Sélénium 57 µg, Niacine 19mg

Sucres: 4g

31.   Poulet croustillant au parmesan accompagné d'épinards

On retrouve dans cette recette un apport important de phosphore, ce qui aide à lutter pour la chute des cheveux.

Ingrédients :

- 2 càs d'huile d'olive
- 2 càs de chapelure de pain complet
- ¼ tasse de parmesan râpé
- 4 gousses d'ail écrasées
- 2 blancs de poulet
- ¼ tasse d'oignons découpés
- 2 tasses d'épinard
- 1 demi-tasse de tomate en dés

Préparation :

Préchauffer le four à 190°C.

Mélangez la moitié de l'huile d'olive, la chapelure, le parmesan et la moitié de l'ail. Poser le poulet sur une plaque à four vaporisée avec un spray antiadhésif. Mettre le mélanger sur le poulet et lancer au four pendant 20 à 25 minutes, jusqu'à ce que le poulet cuit.

Pendant ce temps, faire cuire les oignons et l'ail sur une poêle. Ajouter les épinards, puis les tomates.

Poser dans une assiette et garnir de poulet. Servir.

Total des calories: 417

Vitamines: Vitamine B6 1,1 mg, Vitamine B12 0,8 µg, Vitamine K 82 µg

Minéraux: Phosphorus 483mg, Sélénium 49 µg, Niacin 24mg

Sucres: 8g

32.   Gâteau aux haricots noirs avec de la roquette et de l'avocat

Cette recette Tex-mex plaira à tout le monde ! Les haricots noirs sont riches en protéines, la roquette et l'avocat sont quant à eux riches en vitamines.

Préparation :

- 1 càs d'huile d'olive
- 1 oignon rouge découpé
- 1 poivron jalapeno, découpé
- 1 demi-tasse de maïs
- 2 tasses d'haricots noirs cuits
- 1 tomate en dés
- 1 càc de cumin moulu
- 1 càc de piment de Cayenne
- ¼ tasse de chapelure de pain complet
- 1 avocat découpé en dés
- 1 tasse de roquette
- 4 càs de yaourt grec
- 1 càs de vinaigre balsamique

- 1 càs de jus de citron vert

- 1 càs de coriandre fraîche, découpée

Préparation :

Préchauffer la moitié de l'huile d'olive dans une grande poêle, à feu moyen. Ajouter la moitié de l'oignon et la moitié du jalapeño. Ajouter ensuite le maïs, les haricots noirs, le cumin, le piment de Cayenne, et la moitié de la tomate à la casserole. Laisser cuire puis retirer du feu et verser le mélange dans un grand bol. Ecraser le mélanger et incorporer les ¾ de la chapelure. Placez le quart restant dans un petit bol. Former le mélange de haricots noirs dans des galettes de 2 pouces, en pressant chaque côté. Chauffer de l'huile d'olive à feu moyen. Une fois chaud, ajouter les gâteaux d'haricots noirs à la poêle. Laisser cuire 2-3 minutes de chaque côté.

Dans un bol moyen, mélanger l'avocat, la tomate restante, l'oignon restant et le jalapeño restant. Verser le jus de citron vert.

Dans un saladier, mélanger la roquette avec le vinaigre balsamique. Servir les gâteaux d'haricots sur un lit de roquette. Garnir avec la sauce d'avocat, un peu de yaourt grec et la coriandre. Servir.

Total des calories: 434

Vitamines: Vitamine K 33 µg

Minéraux: Phosphore 245mg Zinc 3mg, Thiamine 0.4mg

Sucres:

33.   Brochettes de poulet grillé à l'abricot

Ce plat d'été peut se faire sur le grill ou au four. Ce plat délicieux est riche en Vitamines A !

Ingrédients :

- 2 blancs de poulet découpé en dés
- 1 oignon rouge découpé en cube
- 1 poivron rouge découpé en cube
- 1 poivron jaune découpé en cube
- 4 abricots découpées en 4
- 1 càs d'huile d'olive
- 1 càs de miel
- ¼ càc de piment de Cayenne
- 2 tasses de riz brun cuit et tiède

Préparation :

Préchauffer le grill à une température moyenne.

Placer un morceau de poulet dans la brochette suivie par l'oignon, le poivron rouge, le poivre jaune et l'abricot.

Refaire la même chose afin de remplir la brochette.

Répéter la même chose avec toutes les brochettes.

Badigeonner les brochettes d'un peu d'huile d'olive.

Déposer sur le grill et laisser cuire pendant environ 10 minutes, en tournant fréquemment.

Dans un petit bol, mélanger le miel et le piment de Cayenne. Badigeonner ce mélange sur les brochettes chaudes. Servir avec le riz brun.

Total des calories: 645

Vitamines: Vitamine A 215 µg, Vitamine B6 1.7mg, Vitamine C 285mg

Minéraux: Magnésium 163mg, Phosphore 607mg, Sélénium 65µg, Zinc 3mg, Niacine 28mg

Sucres: 12g

34. Fettuccine à la betterave, aux noix et au citron

La betterave, les noix et le citron créent ensemble un délicieux plat de pâtes riche en protéines, en Vitamines C et en magnésium. Il ne lutte pas seulement contre la chute des cheveux, mais encourage sa croissance.

Ingrédients :

- 200g de fettucine au blé complet, cuites
- 2 càs d'huile d'olive
- 1 gousse d'ail écrasée
- 3 tasses de betteraves découpées
- ¼ càc de romarin frais
- ¼ càc de poivron rouge écrasé
- 4 càs de noix concassées
- 1 demi-tasse de bouillon de poulet (ou de légumes)
- 1 càs de jus de citron
- 1 demi-tasse de parmesan râpé

Préparation :

Dans une casserole à feu moyen, préchauffer le d'huile et ajouter l'ail.

Ajouter le romarin, la betterave et le poivron rouge.

Laisser cuire plus ajouter le bouillon de poulet et porter à ébullition. Réduire ensuite à feu doux et laisser 5 minutes de plus. Ajouter les noix et laisser 30 secondes.

Ajouter dans ce mélange les pâtes et le jus de citron.

Mélanger. Saupoudrer de parmesan. Servir.

Total des calories: 627

Vitamines: Vitamine A 250 µg, Vitamine E 3mg, Vitamine K 248 µg

Minéraux: Magnésium 189g, Phosphore 464mg, Sélénium 86 µg

Sucres: 4g

35. Salade « Cobb » au saumon

Au lieu de manger une simple salade « Cobb », essayez la version du sud-ouest ! Ajoutez du saumon et des saveurs épicées, riches en nutriments.

Ingrédients :

- 2 pavés de saumon
- 1 boîte de poivrons chiplote, découpé
- 3 càs d'huile d'olive
- 1 càs de vinaigre de cidre
- ¼ tasse d'épinard
- ¼ tasse de roquette
- 2 tasses de laitue romaine
- ¼ tasse de maïs
- 1 petite tomate en dés
- 1 petit oignon rouge en dés
- 1 avocat en dés
- 1 demi-tasse de parmesan râpé

Préparation :

Badigeonner les pavés de saumon avec les poivrons. Préchauffer 1 cuillère à soupe d'huile d'olive dans une casserole. Mettre le saumon.

Mélanger l'huile restante avec le vinaigre. Dans un saladier, mélanger les épinards, la roquette et la laitue. Ajouter le mélange d'huile. Servir dans des bols. Placer les ingrédients restants et finir avec le saumon. Servir.

Total des calories : 533

Vitamines: vitamine A 346 µg, vitamine B6 1,6 mg, vitamine B12 9,7 µg, vitamine C 137 mg, vitamine D 22 µg, vitamine K 76 µg

Minéraux: Phosphore 722mg, Sélénium 64 µg, Niacine 19mg

Sucres: 9g

36.   Saumon rôti et choux de Bruxelles

Recette très rapide, le saumon et les choux de Bruxelles sont parfaits pour le diner. Les choux de Bruxelles rôtis sont meilleurs que le popcorn, et en plus de cela ils sont riches en vitamines et minéraux !

Ingrédients :

- 2 pavés de saumon
- 2 càs d'huile d'olive
- ½ càc de sel
- ¼ càc de poivre
- 2 gousses d'ail écrasées
- 450g de choux de Bruxelles

Préparation :

Préchauffer le four à 190°C.

Badigeonner les pavés de saumon avec de l'huile d'olive. Saler et poivrer. Mettre les pavés sur une plaque à four.

Verser l'huile restante et l'ail sur les choux de Bruxelles. Ajouter sur la plaque à four. Mettre au four l'ensemble pendant 10 à 15 minutes, jusqu'à ce que le saumon cuise et que les choux deviennent croustillants.

Total des calories : 596

Vitamines: vitamine A 267 µg, vitamine B6 2,1 mg, vitamine B12 10,9 µg, vitamine C 299 mg, vitamine D 25 µg, vitamine E 7 mg, vitamine K 631 µg

Minéraux: Magnésium 150mg, Phosphore 854mg, Sélénium 76µg, Thiamine 0.9mg, Riboflavine 0.6mg, Niacine 21mg

Sucres: 8g

37.   Crevettes sautées à l'orange et au sésame

Si vous avez marre du poulet et du porc optez pour les crevettes ! Le gingembre et l'orange apportent des vitamines et minéraux, ce qui fait pousser les cheveux.

Ingrédients :

- 450g de crevettes
- 2 càs de jus d'orange
- 2 gousses d'ail écrasées
- 1 càs de gingembre frais, râpé
- 3 càs d'huile de sésame
- 1 poivron rouge découpé
- 1 courgette jaune, découpée en demi-lunes
- 1 tasse de fleurons de brocoli
- 1 petit oignon découpé
- 1 demi-tasse de carottes râpées
- 1 càs de zeste d'orange
- ¼ càc de poivron rouge écrasé
- 3 càs de sauce Hoisin
- 2 tasses de riz brin cuit

Préparation :

Dans un saladier, mettre les crevettes, le jus d'orange, l'ail et le gingembre. Mettre au frais pendant 15 minutes.

Préchauffer une cuillère à soupe d'huile de sésame dans un wok ou une grande poêle. Ajouter les crevettes et laisser cuire. Retirer de la casserole dès qu'elles sont cuites.

Dans la même casserole, ajoutez le poivron, la courgette jaune, les brocolis, l'oignon, les carottes râpées, le zeste d'orange et le poivron rouge écrasé. Laisser cuire jusqu'à ce que les légumes deviennent tendres. Remettre les crevettes dans le wok et ajouter la sauce hoisin. Laisser cuire avec 1 minute de plus. Servir avec le riz.

Total des calories: 578

Vitamines: vitamine A 519 µg, vitamine B6 1 mg, vitamine B12 2,2 µg, vitamine C 181 mg, vitamine K 57 µg

Minéraux: Phosphore 580mg, Sélénium 77 µg

Sucres: 15g

LES AUTRES OUVRAGES DE CET AUTEUR

70 recettes de plat pour prévenir et éliminer le surpoids : Perdez vite du poids grâce à des régimes amaigrissants et une nutrition intelligente

Par

Joe Correa CSN

48 recettes pour lutter contre les problèmes d'acné : La cure qui permet d'éliminer les problèmes d'acné en moins de 10 jours !

Par

Joe Correa CSN

41 recettes pour prévenir la maladie d'Alzheimer : Diminuer ou éliminer vos symptômes d'Alzheimer en à peine 30 jours !

Par

Joe Correa CSN

70 recettes de plats efficaces contre le cancer du sein : Prévenir et lutter contre le cancer du sein avec une nutrition intelligente et des aliments puissants

Par

Joe Correa CSN

www.ingramcontent.com/pod-product-compliance
Lightning Source LLC
Chambersburg PA
CBHW051034030426
42336CB00015B/2877